Dr Stéphane DRUESNE
Ex-Interne
des Hôpitaux et de la Maternité

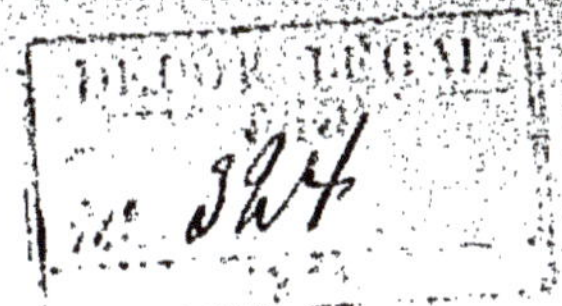

LES ÉMISSIONS SANGUINES

DANS LE

Traitement Curatif et Préventif des Accès Éclamptiques

LILLE
E. DUFRÉNOY, ÉDITEUR
8, Rue Jean-Bart, 8

1911

Dr Stéphane DRUESNE
Ex-Interne
des Hôpitaux et de la Maternité

LES ÉMISSIONS SANGUINES

DANS LE

Traitement Curatif et Préventif des Accès Éclamptiques

LILLE
E. DUFRÉNOY, ÉDITEUR
8, Rue Jean-Bart, 8

1911

A MON PÈRE LE DOCTEUR DRUESNE

Ex-Interne des Hôpitaux et de la Maternité de Lille

A LA MÉMOIRE DE MA MÈRE

A MA GRAND'MÈRE

A MON FRÈRE

MEIS ET AMICIS

A MON PRÉSIDENT DE THÈSE

MONSIEUR LE PROFESSEUR OUI

Professeur de Clinique Obstétricale à l'Hôpital de la Charité.

Internat 1910.

A Monsieur le Professeur DUBAR

(Internat 1910, Externat 1908).

A Monsieur le Professeur GAUDIER

(Externat 1909).

A Monsieur le Professeur CARRIÈRE

A Monsieur le Professeur COMBEMALE

Doyen de la Faculté de Médecine

A Monsieur le Professeur LEMOINE

A Monsieur le Professeur agrégé BUÉ

A Monsieur le Professeur agrégé MINET

A mes Chefs de Clinique

MM. les Docteurs LEROY, DEBEYRE et VOUTERS

AVANT-PROPOS

A l'heure où la carrière médicale s'ouvre devant nous, où nous entrevoyons déjà ses joies et aussi hélas ! ses vicissitudes, à l'heure où un peu de tristesse nous envahit en quittant la vie d'étudiant, nous avons cependant la satisfation de pouvoir remercier tous ceux à qui nous devons notre instruction. Maîtres de Collège, de la Faculté, des Hôpitaux se sont dépensés pour nous instruire, nous leur en garderons toujours un souvenir reconnaissant.

Monsieur le Professeur Oui nous a témoigné pendant les six mois d'internat que nous avons passés dans son service, la plus vive bienveillance. Sous son habile direction nous nous sommes initié à la pratique si difficile de l'art des accouchements. Sa parole claire soutenue par des connaissances précises a été pour nous une source d'enseignements dont nous nous efforcerons de profiter au cours de notre vie médicale. Il a bien voulu nous inspirer le sujet de cette thèse, et nous fournir les observations des malades que nous lui avions vu soigner. Nous sommes heureux de pouvoir l'en remercier et lui exprimer en même temps notre profonde gratitude.

Externe, puis interne dans le service de Monsieur le Professeur Dubar, nous avons pu apprécier les hautes qualités de ce Maître. La sûreté de son enseignement, la précision de son diagnostic au milieu des cas si complexes de la chirurgie et de la gynécologie nous ont profondément touché. Aussi garderons-nous un agréable souvenir du temps passé dans son service.

Monsieur le Professeur Gaudier nous a initié à la chirurgie infantile. Maître affable et toujours bienveillant, c'est à lui que nous devons ce que nous savons en orthopédie et en laryngologie.

Monsieur le professeur Carrière nous a prodigué ses conseils au cours de nos études. Nous le remercions tout particulièrement de l'amabilité dont il a fait preuve envers nous et notre famille. Nous tenons à lui en exprimer ici toute notre reconnaissance.

Puisse Monsieur le docteur Pierret, avec qui nous avons partagé les gardes à la Maternité, trouver ici le gage d'une amitié que le temps et l'éloignement ne sauraient affaiblir.

A nos camarades d'internat nous adressons un souvenir ému. Les heures passées parmi eux sont de celles que l'on n'oublie pas. Puisse la destinée leur être favorable, tel est le souhait de celui qui les a quittés bien tôt.

Nos camarades de promotion d'internat, Messieurs Fontan, Monnier, Duhot et Devilder, nous permettront de leur dire que nous les considérons comme des amis; nous sommes heureux de leur renouveler ici l'assurance de notre sympathie en espérant que l'avenir nous réunira souvent.

Ce souhait, nous le réitérons pour notre ami Monsieur Siauve, son succès à l'internat que d'ailleurs tout le monde pouvait prévoir fut pour nous une cause de joie profonde.

ORDRE DES MATIÈRES

PREMIÈRE PARTIE

LES ÉMISSIONS SANGUINES DANS LE TRAITEMENT DES ACCÈS ÉCLAMPTIQUES

CHAPITRE PREMIER

ÉTIOLOGIE DES ACCÈS ÉCLAMPTIQUES

Si l'on veut envisager clairement le mode d'action de la saignée dans l'éclampsie, il faut recourir aux conceptions pathogéniques actuelles sur cette affection. L'origine de cette manifestation pathologique de la grossesse est encore assez obscure. Les recherches faites à ce sujet, si elles n'ont pas résolu le problème, ont cependant fourni des renseignements assez utiles.

Autrefois, l'albuminurie gravidique et la lésion rénale, rein gravidique de LEYDEN, étaient seules connues, et seules envisagées comme cause de l'éclampsie. Bientôt dans les recherches d'autopsie on constatait des lésions étendues non seulement au rein, mais encore au foie, au cerveau, aux poumons, à la rate, au pancréas, lésions identiques dans chaque organe, lésions de dégénérescence granulo-graisseuse et hémorragies disséminées en petits foyers. Bientôt des autopsies de femmes enceintes n'ayant pas eu d'accès éclamptiques mettaient au jour des lésions identiques.

De ces constatations à l'idée qu'éclampsie et lésions étaient dues à l'existence d'un poison de cause indéterminée il n'y avait qu'un pas. Telle est l'origine de la théorie de l'auto-intoxication gravidique, née des leçons de Bouchard sur l'auto-intoxication en 1887 et de la thèse de Rivière en 1888 et soutenue par Tarnier et Chambrelent en 1892.

En France cette théorie est admise d'une façon assez générale. L'appréciation sur la nature du poison seule varie.

Pour Bouffe de Saint-Blaise, la cause réside dans un trouble du fonctionnement du foie qui ne neutralise plus certains poisons, c'est l'hépato-toxhémie. Le rein n'aurait qu'une action secondaire, il serait lésé par ces toxines, de là l'albuminurie, symptôme non plus seulement de la lésion rénale, mais de la lésion hépatique. En Allemagne, la théorie de l'origine fœtale des toxines est soutenue par Zweifel, Van der Hœven et Fehling. Baron et Castaigne ont montré que du bleu de méthylène injecté au fœtus passe chez la mère. Thies pense qu'il s'agit d'anaphylaxie. Des lapines montrèrent de l'anaphylaxie vis-à-vis du sérum fœtal de lapin dès la première injection. Veit, en 1908, dit que dans l'éclampsie les villosités placentaires envoient dans le sang maternel des hématies et des cellules syncytiales; il se forme dans le sang maternel des hémolysines et des syncytiolysines qui peuvent intoxiquer l'organisme. Pour d'autres, Weichardt, en Allemagne, ce seraient les endotoxines des cellules syncytiales qui circulent dans le sang maternel, en somme un poison plasmatique. MM. Fieux et Mauriac, en France, soutiennent la possibilité de l'existence d'une toxémie villeuse et d'un séro-diagnostic de la grossesse. D'autres théories ont aussi vu le jour, la connaissance des troubles des organes à sécrétion interne a amené la théorie thyroïdienne et la théorie ovarienne. Pour Pinard, en effet, le corps jaune de la grossesse joue le rôle capital, car il se développe, vit, puis s'efface avec les troubles du début de la gestation.

Cependant tout le monde est à peu près d'accord pour constater qu'il existe dans l'organisme maternel un poison, de quelqu'origine qu'il soit, dont la présence explique les lésions des organes de la mère et de ceux du fœtus. Ce poison exerce son action sur tout l'organisme, il est la cause des lésions hépatiques, rénales et cérébrales. La clinique nous montre ses effets : hypertension, céphalée, vomissements incoercibles, troubles de la mémoire, troubles auditifs, troubles oculaires, crises éclamptiques. Les traitements varient avec les auteurs et leur théorie. De là l'opothérapie thyroïdienne et le sérum contre les toxines placentaires. Pour ceux qui admettent la toxémie gravidique, qui reconnaissent l'existence d'un poison qu'ils avouent ne pouvoir définir, il faut débarrasser l'organisme des toxines sans en ajouter de nouvelles. De là, la méfiance vis-à-vis du chloral, du chloroforme et de la morphine. Les purgatifs, les lavements, les diaphorétiques (bains tièdes), les diurétiques s'emploient conjointement, ayant pour but l'élimination des produits nocifs. Enfin à côté d'eux la saignée qui abaisse la tension sanguine, désintoxique l'organisme, décongestionne le rein et le foie, se fait remarquer par son action rapide et puissante. C'est elle dont nous allons étudier l'action au point de vue clinique.

CHAPITRE II

HISTORIQUE DE L'EMPLOI DE LA SAIGNÉE DANS L'ÉCLAMPSIE

Employée depuis la plus haute antiquité, la saignée fut de tout temps une médication courante. Mal connue dans ses indications, utilisée souvent à contre sens, elle fut la cause de querelles restées mémorables. Si l'invention en remonte, d'après Pline l'Ancien, au cheval marin, à l'hippopotame, qui en aurait enseigné le secret à nos premiers confrères, il est probable que plus d'une fois ceux-ci purent en constater les effets dans les crises éclamptiques.

Les émissions sanguines furent employées dans cette affection de tout temps et jusqu'à notre époque. Les accoucheurs ont pu varier quant au nombre et au genre de saignées à pratiquer chez une même femme, et à la quantité de sang qu'il convenait de tirer chaque fois, mais tous étaient d'accord sur l'utilité d'une soustraction sanguine plus ou moins copieuse, opérée au début des accidents.

« Même chez une femme débile, convalescente, pâle et infiltrée, il ne faut pas, dit Mme Lachapelle, trop réduire la quantité d'évacuation sanguine, et l'on doit s'effrayer plutôt des suites possibles de l'éclampsie que de celles de la faiblesse. Mais, ajoute le même auteur, chez une femme pléthorique, robuste, dont la face gonflée, rouge, le cou court, annoncent une disposition apoplectique, chez celles dont les convulsions sont violentes, le coma profond et continuel, il ne faut point hésiter à pratiquer une large saignée générale et à la réitérer s'il le faut, trois ou quatre fois en un jour, à joindre à son emploi celui des sangsues appliquées au cou, aux tempes et derrière les oreilles. »

Cazeaux, prétend de son côté, éviter par ce moyen les hémorragies méningées et ventriculaires au cours de l'éclampsie. Peter, Lorrain, Charpentier l'emploient. Depaul est le promoteur des saignées copieuses, 1.500 grammes d'un coup.

En 1872, cette médication conserve de zélés partisans, mais il n'y a plus unanimité. Peterson, Kiwisch Blot, Churchill, Litzmann, Schwartz, Legroux, Thomas et Braun y sont opposés.

Depuis, la vogue des anesthésiques, employés pour la première fois dans l'éclampsie par Channing en 1847, fait de plus en plus perdre de vue l'utilité des émissions sanguines. Le chloral et la morphine viennent s'y ajouter. Tarnier tire prudemment de 300 à 500 grammes de sang. Le sérum artificiel est employé soit seul, soit précédé d'une saignée. C'est le lavage du sang préconisé par Porak en 1893.

La connaissance des rétentions chlorurées a, depuis, fait perdre bien des partisans au sérum artificiel. On l'a de plus accusé de favoriser l'hypertension.

Les anesthésiques ont été attaqués eux aussi, leur tort étant d'ajouter des poisons aux toxines de l'organisme. La saignée qui n'ajoute aucun poison et qui en soustrait a été remise en honneur.

CHAPITRE III

PHYSIOLOGIE DE LA SAIGNÉE
SON MODE D'ACTION DANS L'ÉCLAMPSIE

Au point de vue physiologique, les phénomènes dus aux émissions sanguines moyennes permettent difficilement de prévoir les résultats obtenus dans l'éclampsie. Pâleur de la face, sensation de faiblesse, vertiges légers, tels sont les signes les plus communs observés chez une personne normale. Le pouls s'accélère un peu, la tension artérielle faiblit à peine, la température baisse très peu.

Comment se faire une idée de ce que va amener la saignée chez une éclamptique ? On peut pourtant en prévoir les effets. En soustrayant une certaine quantité de sang, on en fait en quelque sorte baisser le niveau dans chaque partie de l'organisme. Le cours en devient plus régulier.

Par l'abaissement de la pression artérielle la tension sanguine intra-rénale diminue, et si la congestion rénale n'est pas absolument cause des crises, elle y participe, par l'obstruction du filtre rénal d'abord d'où accumulation des toxines, par phénomène réflexe ensuite.

MM. Chirié et André Mayer ayant lié chez des chiens les deux veines rénales pendant quarante minutes, ont été amenés aux conclusions suivantes :

« 1° La mise en tension brusque ou la congestion aiguë du rein peut déterminer quatre fois sur sept des phénomènes convulsifs généralisés analogues aux accès éclamptiques.

2° L'hypertension artérielle ne saurait être considérée comme un facteur nécessaire pour la production des crises convulsives au cours d'un état rénal. Il y a un produit toxique dans le sang des animaux, produit qui agit sur le système nerveux et cause les crises convulsives. »

Il semble donc que l'on peut envisager comme possible l'action de la saignée par diminution de la congestion et de la tension intra-rénale, ce qui rend à l'organisme un organe éliminateur des toxines en circulation.

Il en est de même pour le foie que la saignée décongestionne. Cela lui permet de fonctionner à nouveau, et l'on sait qu'il est au premier chef un destructeur de poisons.

Du côté du système nerveux, alors que les petites congestions locales et les hémorragies microscopiques sont assez fréquentes, sans compter la menace des gros épanchements sanguins, la saignée amène une décongestion brusque, et si les toxines agissent encore, la congestion sanguine et l'œdème tendent à diminuer.

Contre l'intoxication, l'action de la saignée, quoi qu'on en ait pu dire, est réelle. Elle permet non seulement aux organes éliminateurs de fonctionner, elle enlève par elle-même à l'organisme une forte quantité de poisons.

Rappelons que M. BOUCHARD a démontré que : « 50 centigrammes de matières extractives sont rejetées par une saignée de 34 grammes, ce qui équivaut à 250 grammes d'excrétions alvines, à 1.500 grammes d'urine et à 100 litres de sueur. »

L'organisme est soulagé d'autant, en attendant que l'ensemble de la médication prescrite ait le temps d'agir.

La saignée témoigne de son action par la diminution parfois brusque du nombre des crises, même par leur cessation complète, le coma est parfois nettement influencé. L'élimination urinaire augmente rapidement en quantité pendant les 24 heures qui suivent et les urines contiennent une grande quantité d'urée.

En résumé, la saignée :

1° Abaisse la pression sanguine;

2° Diminue les congestions locales et les œdèmes;

3° Rouvre le fonctionnement du foie et des reins;

4° Soustrait par elle-même une grande quantité de toxines à l'organisme.

CHAPITRE IV

OBSERVATIONS D'ÉCLAMPTIQUES TRAITÉES PAR LA SAIGNÉE

Au point de vue clinique, parmi les observations évidemment très variées qui sont publiées, il semble à première vue que la question est encore très embrouillée. Il n'en reste pas moins que de plus en plus l'opinion des accoucheurs est favorable à la saignée employée avec les purgatifs, les lavements, la diète hydrique et lactosée, le régime lacté.

Les observations que nous allons présenter au début de cette étude vont contribuer à faire apprécier, nous l'espérons, les effets de ce traitement.

Elles représentent les cas d'éclampsie constatés à la Clinique Obstétricale de la Charité depuis le mois de juin 1910. Nous les devons à l'obligeante amabilité de M. le Professeur OUI, à qui nous adressons nos plus vifs remerciements.

Observation I. — Juin 1910

Il s'agit d'une femme, Marie C..., qui entre à la salle de travail le 27 juin 1910, vers 11 heures et demie du soir. Elle est dans un état demi-comateux et a le regard fixe. Peu de temps après son entrée à l'hôpital elle fait une crise convulsive très intense, suivie de stertor. Comme unique renseignement on sait que son état dure depuis le matin.

L'œdème des membres inférieurs est très marqué. Un cathétérisme vésical ramène une urine foncée, très rare, dont l'analyse montre une très forte quantité d'albumine. La température est de 37°3, le pouls est à 130, très hypertendu, bondissant sous le doigt. L'examen obstétrical fait constater l'existence d'une grossesse de 8 mois environ, le fœtus est en présentation du sommet non engagé en position gauche. Le foyer d'auscultation siège à gauche. Aucun début de travail n'est perceptible, pas de contractions utérines, pas de modification du col. Le traitement est aussitôt mis en pratique, on fait une saignée de 500 gr., un lavement évacuateur est suivi d'un lavement avec 4 grammes de chloral.

A la suite de la saignée, la malade fait encore une crise convulsive, suivie de stertor prolongé. Toutefois, son état s'améliore rapidement et il n'y a plus de nouvelle crise jusqu'au lendemain matin.

A ce moment la malade commence à se soulever sur son lit et répond aux interrogations. Elle est primipare et a remarqué depuis huit jours l'œdème de ses jambes. Elle avait des maux de tête, des cauchemars, elle n'a eu ni douleurs épigastriques, ni troubles visuels et mentaux. On la met à la diète hydro-lactosée (50 grammes de lactose par litre d'eau).

Le 30 juin, à 10 heures un quart, la femme entre en travail. A une heure et quart la dilatation est complète et la tête est descendue dans l'excavation. Mais le liquide amniotique sort teinté de méconium et les bruits du cœur fœtal se ralentissent. La femme ne fait aucun effort, se débat et doit être tenue par plusieurs personnes. Comme l'expulsion menace par sa durée la vie du fœtus, on l'extrait par une application de forceps. L'enfant pèse 1 kgr. 630, le placenta en pèse 250 grammes. La femme sort guérie quatorze jours après son accouchement, l'enfant a grossi de 200 grammes.

Observation II. — Juillet 1910

La femme, Jeanne L..., primipare, est au sixième mois de sa grossesse. Elle entre pour des crises éclamptiques ayant débuté le 20 juillet à 7 heures du soir. Les urines examinées huit jours avant, paraît-il, ne contenaient pas d'albumine. Elle entre le 21 juillet 1910 à dix heures du soir, ayant eu dans l'après-midi de ce jour des crises toutes les trois heures. Elle est dans le coma, la respiration est bruyante, la bouche laisse écouler une mousse sanguinolante due à des morsures profondes de langue. Celle-ci est très violacée et passe entre les lèvres. La face est bouffie et on constate un œdème étendu à toute la surface du corps. Un cathétérisme permet d'obtenir un peu d'urine jaune pâle, contenant beaucoup d'albumine, 5 grammes par litre. Le pouls est rapide et hypertendu. L'examen du ventre montre un utérus peu volumineux correspondant à une grossesse de six mois. Le toucher montre un col utérin perméable et en voie d'effacement. Le fœtus est en présentation du sommet engagé. On n'entend pas les battements du cœur fœtal et le palper ne permet pas de diagnostiquer la position du fœtus.

Un lavement évacuateur est ordonné, il est suivi d'un lavement au chloral et d'une saignée de 500 grammes. La malade ne présente dans la nuit du 21 au 22 que deux crises. Entre les deux crises l'accouchement s'est fait spontanément à trois heures et demie du matin, sans aucune intervention.

Le fœtus mort et macéré pèse 830 grammes, la délivrance ramène un placenta de 260 grammes. Le 22, au matin, la malade est encore plongée dans le coma, elle n'a pas repris connaissance, la pression artérielle est à ce moment de 24 au sphygmomanomètre de Potain.

Le 22, à midi, on pratique une injection sous-cutanée de 200 grammes de sérum lactosé à 50 %. A 7 heures du soir, la malade n'a toujours pas uriné et il n'y a pas de matité prévésicale. A 9 heures du soir on lui met huit ventouses scarifiées sur la région rénale. La nuit du 22 au 23 est calme, le matin, la malade urine abondamment, elle parle et boit volontiers.

La nuit du 24 au 25 elle présente des troubles cérébraux caractérisés par des hallucinations visuelles. Elle voit des personnes s'approcher de son lit et se lève en proie au délire. Le 25 au soir la chute d'une escarre au niveau des morsures de langue a provoqué une hémorragie de l'artère sublinguale, qui nécessite la mise d'une pince hémostatique à demeure que l'on retire le 26, au matin. Une nouvelle hémorragie en nappe est arrêtée par des gargarismes à l'eau oxygénée.

Cette saignée accidentelle semble avoir amélioré encore l'état de la femme qui n'a pas eu de délire la nuit et répond parfaitement à toutes les questions.

La femme quitte le service guérie, quatorze jours après son entrée à l'hôpital.

Observation III. — Août 1910

Il s'agit d'une femme, Mathilde D..., qui entre à l'hôpital à 1 heure du matin, le 10 août, pour accès éclamptiques.

Elle aurait des accès tous les quarts d heure, depuis la veille à 4 heures de l'après-midi. Elle est dans le coma le plus absolu et sa respiration est bruyante. La bouche est entr'ouverte et on peut constater que la langue a été mordue à plusieurs reprises.

On examine la femme, le palper permet de reconnaître un utérus haut de 24 centimètres, la paroi tendue ne permet pas de diagnostic plus complet.

Le toucher dénote un col utérin en voie de dilatation, et un sommet engagé. L'auscultation ne permet pas d'entendre les battements du cœur fœtal.

Le pouls de la femme dénote 120 pulsations à la minute; il paraît très hypertendu. La malade présente une crise dès son entrée dans la salle de travail. Le cathétérisme ramène une urine foncée, presque rouge, contenant une grande quantité d'albumine.

Comme traitement, on donne immédiatement à la femme un grand lavement évacuateur suivi d'un lavement contenant quatre grammes de chloral. A cinq heures du matin la femme qui a eu des crises toutes les demi-heures accouche spontanément d'un fœtus du sexe masculin mort et macéré du poids de 800 grammes. La délivrance se fait aussitôt spontanément. Le placenta pèse 200 grammes.

Après l'accouchement, les crises sont encore assez fréquentes; on fait une saignée de 500 grammes. La malade ne présente plus que trois crises dans la journée du 10 août. Elle urine sous elle. Le coma ne cesse que le 12, vers midi. La femme reprend connaissance et peu à peu on peut l'interroger.

Elle a eu la scarlatine à 11 ans. C'est une primipare. Ses dernières régles ont duré du 2 au 6 février. Elle se souvient avoir eu des maux de tête et de l'œdème aux membres inférieurs. Elle a présenté des troubles de la mémoire. Elle dit avoir eu des ennuis du côté de la vue, mais elle n'en précise pas la nature.

Le soir du 12, elle présente un peu d'excitation, et dispute avec l'infirmière de garde. On l'alimente à l'eau lactosée. Elle urine bien, mais les urines contiennent encore 5 grammes d'albumine par litre.

Le 15 août, on la met au régime lacté avec des légumes sans sel.

Le 20 août, les urines ne contiennent plus que des traces d'albumine.

Observation IV. — Novembre 1910

Amenée à l'hôpital le 10 novembre, à 3 heures du matin, cette femme, Angèle W..., est en travail depuis le 9 nov. à 9 heures du soir, d'après les renseignements fournis par la famille. Elle est dans le coma et présente un œdème généralisé. Les urines, très rares, contiennent de l'albumine.

L'examen de l'abdomen montre un utérus de 33 centim. de hauteur, la femme paraît donc à peu près à terme. Le fœtus est en présentation du sommet engagé en position droite postérieure. Les battements du cœur fœtal sont bien perceptibles à droite. Le toucher permet de constater que le col commence à se dilater.

La femme, sitôt entrée, fait une crise éclamptique violente. On lui fait immédiatement une saignée de 300 gr., suivie d'un grand lavement évacuateur et d'un lavement au chloral.

Jusque vers 9 heures du matin, la femme présente cinq crises très violentes, elle se débat violemment et il faut protéger chaque fois la langue contre les morsures. A 9 h. la dilatation atteint la dimension d'une pièce de cinq francs. Comme les crises n'ont pas cessé, on fait une nouvelle saignée de 500 grammes environ. Après la saignée et jusqu'à midi, la femme ne présente plus qu'un crise. A 11 h., la dilatation étant complète, on rompt la poche des eaux.

Les contractions utérines sont assez rapprochées et la femme se débat fortement chaque fois. A 11 heures et demie, elle a la crise dont nous avons parlé.

On l'anesthésie par le chloroforme et on extrait le fœtus par une application de forceps. L'enfant est en état de mort apparente et il n'est ranimé qu'après une demi-heure de soins ininterrompus.

La délivrance a lieu une heure après l'extraction. Le fœtus du sexe féminin, pèse 2 kgr. 340 grammes, le placenta en pèse 450.

De midi à cinq heures du soir la femme ne présente plus qu'une seule crise, la nuit se passe dans le coma qui ne cesse que dans la journée du 12.

Les urines sont abondantes mais contiennent encore beaucoup d'albumine.

La femme commence à boire de l'eau lactosée et le 14, on la met au lait et aux légumes sans sel.

Elle veut quitter la Maternité neuf jours après son accouchement. L'enfant pèse à ce moment 2 kgrs 400 grammes.

Observation V. — Septembre 1910

Cette femme, Elise C..., entre à la Maternité le 25 septembre pour des douleurs épigastriques et lombaires survenues au cours de sa grossesse. Elle a de l'œdème aux membres inférieurs. C'est une primipare, enceinte de huit mois et demie, elle n'est pas en travail. Le fœtus est en présentation du sommet engagé, variété gauche antérieure. Les urines examinées sont très foncées et peu abondantes. Elles contiennent de l'albumine en très grande quantité. La femme interrogée avoue avoir la tête lourde, son sommeil est agité. Elle n'a aucun trouble du côté des yeux, pas de crampes.

Sitôt entrée, on lui donne un lavement purgatif et on la met au régime lacté absolu.

Le 26, à 6 heures du matin, elle présente une première crise éclamptique, suivie de six autres dans la journée. Le pouls est rapide et très hypertendu. La pression artérielle mesurée au sphygmomanomètre donne 27. La femme n'est pas dans un coma absolu, elle répond, mais présente de la torpeur. Les crises durent cinq minutes, à partir de 11 heures du matin, la femme est très agitée et délire.

A 11 heures, on lui donne un lavement évacuateur purgatif avec sené et sulfate de soude. A midi et demie, un lavement au chloral qui est expulsé de suite. On en redonne un autre à 2 heures.

A 5 heures, une saignée de 500 grammes de sang amène une amélioration sensible. Il n'y a plus de crises, mais l'agitation persiste due au travail qui a commencé à 11 h. A 6 heures et demie la tête se présente à la vulve en occipito-pubienne. A 8 heures 45 on applique le forceps à la vulve, l'enfant ne respire qu'après de longs soins. On le frictionne à l'alcool et on pratique l'insufflation. Une heure après la délivrance se fait normalement sans hémorragie. Le placenta pèse 390 grammes, l'enfant 2 kgrs 30 grammes.

Sitôt l'accouchement terminé, la femme cesse d'être agitée et dort d'un sommeil normal. Le lendemain, elle a uriné abondamment et a pleine connaissance. On l'alimente à l'eau lactosée.

Les suites des couches sont normales et la femme sort guérie vingt-cinq jours après, l'enfant pèse à ce moment 2 kgrs 130 grammes.

Observation VI. — Décembre 1910

La femme qui fait le sujet de cette observation a présenté ses crises d'éclampsie post-partum.

Aline D..., 31 ans, entre à la Maternité le 22 décembre, à 11 heures du soir. Elle est accouchée depuis le matin à

9 heures. Quelques minutes après son entrée elle fait une crise d'éclampsie.

D'après les renseignements fournis par son mari, elle a eu sa première crise ce soir-là, à 7 heures, c'est-à-dire 10 heures après l'expulsion du fœtus. Pendant sa grossesse elle a eu de l'œdème des jambes et des maux de tête. Elle n'a vu aucun médecin, les urines n'ont pas été examinées et elle n'a suivi aucun traitement. Les urines contiennent de l'albumine en grande quantité, elles sont très foncées et rares.

On donne dès l'entrée un grand lavement évacuateur purgatif suivi d'un lavement au chloral.

Du 22 décembre à 11 heures du soir au 23 à midi, la malade présente dix crises très violentes. Elle n'a pas uriné depuis le cathétérisme fait la veille et sa vessie est presque vide. Le coma est très profond.

Le 23, à midi, on lui fait une saignée de 600 grammes. Sitôt la saignée faite, elle a sa dernière crise. Elle reste dans le coma, mais on peut la faire boire dans la soirée et elle urine sous elle, vers le milieu de la nuit. La matinée du 24, la malade est très excitée, elle veut se lever. L'après-midi est calme, la femme boit volontiers son eau lactosée, elle a uriné à nouveau, les urines sont plus claires.

A partir du lendemain on la met au régime lacté, puis déchloruré.

La femme sort guérie onze jours après son entrée.

Observation VII. — Avril 1911

Louise D..., 19 ans, primipare, entre à la Maternité le 26 avril 1911, à 11 heures 40 du matin. Elle a présenté chez elle, dans la matinée, cinq crises convulsives entre lesquelles elle ne reprenait pas connaissance. A son entrée, elle est dans le coma le plus profond et vomit à différentes reprises.

L'examen osbtétrical dénote un utérus gravide de 29 centimètres de hauteur. On a affaire à une présentation du sommet non engagée en gauche transverse. Le toucher permet de constater que le col utérin est effacé. Le fœtus est vivant et les battements cardiaques ont leur foyer maximum d'auscultation à gauche.

La femme ne présente pas d'œdème, l'auscultation du cœur dénote un bruit de galop à la pointe, Les urines sont recueillies à la sonde, elles sont peu abondantes, foncées. Elles contiennent peu d'albumine.

Cinq minutes après son entrée, la femme présente une crise éclamptique précédée de mouvements de la face et des yeux.

On lui donne aussitôt un lavement évacuateur suivi d'un lavement au chloral.

Le pouls de la malade donne à ce moment 90 pulsations à la seconde.

La femme présente trois crises jusqu'à 1 heure 30 de l'après-midi. A ce moment on lui fait une saignée de 400 gr. De 2 heures à 6 heures, elle a encore quatre crises, soit neuf en tout depuis son entrée. Dans la nuit, la situation semble meilleure, la femme n'a que quatre crises et à 7 h. 10 du matin, la poche des eaux se rompt.

A 7 heures 25 la femme a un accès suivi immédiatement de deux autres. A 8 heures, elle expulse spontanément un enfant vivant de 2 kgrs 750 grammes.

La malade n'a plus de crises jusqu'à 3 heures dans l'après-midi du 27 où elle en fait trois consécutives jusqu'à 5 h.

La pression artérielle est à ce moment de 17.

On fait une deuxième saignée de 300 grammes. A 10 h. 30 du soir a lieu la vingtième crise.

La pression artérielle est : pression maximum = 15 et pression minimum 12 à l'oscillomètre de Pachon.

Le 29 avril, il n'y a pas de crises, la pression artérielle a peu varié, maximum 12, minimum 11.

On donne à ce moment à la malade de l'eau lactosée en boisson. L'urine ne contient plus que des traces d'albumine. Le 29 avril, la pression artérielle est, maximum=12; minimum=10; la femme a trois crises moins violentes que les précédentes, mais après un jour d'intervalle. Elle n'a pas uriné, on lui applique des ventouses scarifiées au niveau des reins. Un cathétérisme vésical ramène 500 grammes d'urine. Dans la journée, la malade tend à reprendre connaissance.

Le 30 avril, elle a uriné seule. La tension artérielle est, maximum=11; minimum=10. La femme fait sa vingt-quatrième crise après la visite de sa famille à 2 heures de l'après-midi. Elle a connaissance, mais est agitée et veut se lever. Le 1er mai on lui donne un lavement évacuateur. Elle urine seule.

Le 3 mai, le soir. la femme présente de la fièvre avec pouls rapide, on lui fait une injection intra-utérine avec 12 litres d'eau bouillie chaude et 2 litres d'eau iodée. La malade n'a pas de crises.

Le 4 mai, la température n'est pas tombée, on refait une injection intra-utérine et la température cesse le lendemain. La femme est en voie de guérison, elle a eu en tout vingt-neuf crises en comptant celles qu'elle avait eues avant d'entrer. Son état avait donné des inquiétudes surtout à cause de la rechute du 29, après une accalmie de 24 heures.

CHAPITRE V

CRITIQUES DES OBSERVATIONS STATISTIQUES COMPARATIVES DES DIVERS TRAITEMENTS

Ainsi qu'on l'a vu dans les observations, la saignée semble avoir produit des résultats assez nets.

Dans le premier cas, il n'y a plus de crise après la saignée. Dans la deuxième observation, la saignée n'est plus suivie que de deux crises, la malade n'urine cependant pas, seule une saignée locale au niveau des reins par des ventouses scarifiées amène la diurèse. La troisième observation note pour la saignée le résultat d'éloigner très fort, puis de faire cesser les crises, enfin de rétablir la fonction urinaire. La malade du quatrième cas a eu besoin de deux saignées pour faire cesser ses accès particulièrement violents. La cinquième voit ses crises cesser dès la saignée; elle reste seulement un peu agitée. Dans le sixième cas, la femme n'a plus qu'une seule crise après la saignée.

La septième malade, profondément intoxiquée, a besoin de deux saignées; ses crises cessent, elle fait une récidive après vingt-quatre heures d'intervalle; à ce moment des ventouses scarifiées sur les reins amènent la diurèse et la guérison. Une seule accouchée a eu des suites de couches fébriles, ayant nécessité des injections intra-utérines.

Il semble donc peu probable que la saignée débilite les femmes et les mette à la merci de l'infection.

En somme, sur les sept cas que nous présentons, la mortalité maternelle a été de 0, cinq enfants sont vivants, les deux autres étaient déjà morts à l'application du traitement. Celui-ci n'a pas évidemment la prétention d'amener toujours de pareils résultats, car les lésions dues aux toxines du côté du foie, des reins et du système nerveux sont parfois irrémédiables.

Nous ferons cependant remarquer qu'il s'agit ici de cas non sélectionnés, les femmes ont de plus été envoyées à la Maternité dans un état parfois très grave, et pouvant donner lieu aux plus sombres pronostics. D'ailleurs, d'autres statistiques vont venir soutenir la nôtre. La thèse de Garbonnel indique pour la Maternité de Paris, de mai 1905 à septembre 1909, trente-neuf éclamptiques. On les a soignées par la saignée massive, 1.000 grammes à 1.500 grammes en une fois, suivant la méthode autrefois suivie par DEPAUL. Il y a eu trois morts dont deux sitôt leur entrée à l'hôpital. En somme, on a :

Mortalité maternelle . . . . 2,7 %
Mortalité fœtale . . . . 36,5 %

La thèse de FRANÇOIS en 1910, inspirée par M. le professeur POTOCKI, présente douze observations, dont nous retirerons deux observations d'éclampsisme que nous étudierons plus loin.

Sur les dix cas d'éclampsie qui restent, cas observés les uns à la suite des autres, on a dix guérisons. Le traitement était : saignée abondante ou répétée, suivie d'un lavage intestinal et d'un purgatif. L'auteur note en passant que l'accouchement spontané est très fréquent, et que par conséquent les interventions sont inutiles, donc nuisibles, à moins de souffrance du fœtus où de cas de dystocie particulière. Sur les douze cas, il y a eu neuf enfants vivants et deux morts-nés. Un enfant est mort de convulsions au bout de cinq jours.

M. MACÉ présente de même vingt-sept cas d'éclampsie traités par la saignée, la mortalité maternelle est ici encore de 2,7 %.

M. BOISSARD présente en mars 1910, à la Société d'Obstétrique de Paris, l'observation d'une femme ayant présenté des accès éclamptiques pendant le travail. On lui fait deux saignées donnant en tout 900 grammes de sang et on accélère l'accouchement. La mère et l'enfant guérissent.

Nubiola, de Barcelone, au XVIe Congrès International de Budapest, déclare que dans l'éclampsie il prescrit la diète lactée ou hydrique et la saignée; il affirme en avoir obtenu les meilleurs résultats.

Budin prescrit la saignée chez la femme pléthorique et congestionnée.

Maygrier voit en elle un moyen puissant de diurèse. Bar l'utilise surtout pour abaisser fortement la pression artérielle.

Quels sont à côté de cela les résultats donnés par les autres traitements ?

Porak dit que l'entéroclyse et le lavage du sang donnent sur quarante-sept femmes traitées de 1898 à 1900 une mortalité de 6,38 %. De 1882 à 1891 les purgatifs, le chloral, le chloroforme, la saignée donnaient 28 % de mortalité et 24 % de 1891 à 1898 avec l'hypodermoclyse seule. En somme, l'auteur après avoir fait l'hypodermoclyse seule a dû en revenir à la saignée quitte en les associant ensemble à les appeler lavage du sang.

La morphine, d'après la thèse de De Wrieze d'Amsterdam, en 1909, donne pour la clinique universitaire de cette ville, sur cent vingt-et-un cas, cinquante-huit guérisons seulement soit 51 % de mortalité ce qui est beaucoup.

Brunner, de Bâle, donne 30 % de décès en général pour l'éclampsie, Pinard 19,2 %, Bar 34,88 %, Ribemont-Dessaigne 30 %.

En somme, l'opinion obstétricale se prononce, avec pièces à l'appui, de plus en plus pour la saignée.

M. Boissard dit à son sujet dans le *Journal des Praticiens*, en avril 1911 : « Si jusques en ces temps derniers le pronostic de l'éclampsie est resté aussi grave, cela tenait à ce que la thérapeutique en était purement empirique ou symptomatique..., aujourd'hui, grâce aux saignées massives, à la diète hydrique, *les succès, même dans les cas les plus graves, deviennent de plus en plus nombreux*, à condition qu'on n'hésite pas à retirer de la veine 800 à 900 grammes de sang en une fois. »

CHAPITRE VI

CONCLUSION DE LA PREMIÈRE PARTIE

Ainsi donc, il semble prouvé que la saignée agit puissamment dans les crises éclamptiques. Nous ne lui connaissons pas de contre-indication particulière, sauf évidemment l'anémie de la femme due à une hémorragie au cours de l'accouchement. Dans ce cas, la saignée est faite.

Toutes les éclamptiques retirent-elles du bénéfice de la saignée ? Nous croyons pouvoir répondre : oui. Toutes sont, en effet, intoxiquées, œdémaciées et congestionnées. Toutes ont une pression artérielle élevée. Toutes ont une sécrétion urinaire insuffisante et tirent grand profit de la crise urinaire suscitée par la saignée.

Nous ne décrirons pas ici la technique de la saignée, pas plus que nous n'avons décrit le traitement obstétrical de l'éclampsie. Cela n'entre pas dans le cadre de la question que nous voulons traiter.

La saignée doit être d'emblée assez abondante,

500 grammes au moins, on peut réitérer et aller jusqu'à 1.200 grammes en tout et même plus, il est d'ailleurs rare que cela devienne nécessaire.

Les émissions sanguines ne contrindiquent pas le reste du traitement que les accoucheurs prescrivent selon leurs convictions thérapeutiques et obstétricales. Nos observations ont montré à l'œuvre à côté de la saignée, la médication évacuatrice par les lavements et le régime eau lactosée et lait.

Cette thérapeutique des crises éclamptiques donne, d'après les statistiques les moins favorables une mortalité maternelle de 2,7 % environ, la plus faible qu'on ait obtenue jusqu'ici.

DEUXIÈME PARTIE

LES ÉMISSIONS SANGUINES DANS LE TRAITEMENT DE L'ÉCLAMPSISME OU PRÉ-ÉCLAMPSIE

CHAPITRE PREMIER

ÉTUDE SUR LES PHÉNOMÈNES PRÉMONITOIRES DES ACCÈS ÉCLAMPTIQUES. — OBSERVATIONS DE MALADES.

Depuis quelques années, à côté des accès éclamptiques francs, on a observé toute une série de phénomènes pathologiques au cours de la grossesse. Un lien est venu réunir ces faits qui paraissaient disparâtes. Par leur pathogénie, leur anatomie pathologique et leur traitement, on est arrivé à en faire des manifestations de l'auto-intoxication gravidique, manifestations dont la plus grave est l'éclampsie convulsive. Toute femme enceinte en proie à cette intoxication présentera un certain nombre de ces symptômes, et si aucun traitement n'intervient ils augmenteront de nombre et de gravité, jusqu'au jour où les crises éclamptiques feront leur apparition.

Nous allons passer très rapidement en revue ces différents faits. Ils se classent naturellement par les parties de l'organisme qu'ils touchent.

A) Manifestations portant sur l'appareil digestif

1° *La gingivite*. — Les gencives deviennent rouges et saignantes, on peut voir survenir le déchaussement et la chute des dents.

2° *Le ptyalisme*. — La salivation exagérée accompagne presque toujours les vomissements graves au cours de la grossesse qui, eux-mêmes, seraient une manifestation de l'auto-intoxication.

Si les vomissements manquent, on trouve des nausées souvent et de l'écœurement. Il n'y a ni fétidité de l'haleine, ni ulcérations des muqueuses.

3° Les vomissements bien connus, à cause de leur gravité même.

3° Les hématémèses, assez rares, arrivent d'ailleurs chez les femmes qui vomissent et aggravent le pronostic.

5° La constipation excessivement fréquente chez les femmes enceintes est déjà la conséquence d'un mauvais fonctionnement du foie tout en contribuant largement pour sa part à accroître l'auto-intoxication.

6° La diarrhée qui alterne parfois avec la constipation et qui est, elle aussi, une complication d'origine hépatique.

B) Manifestations cutanées

Ces manifestations sont très variables comme forme et comme intensité. Elles vont depuis les démangeaisons et l'érythème jusqu'au prurigo auto-toxique de Besnier. On a dans ce dernier cas une éruption de papules siégeant aux membres et analogues aux prurigo parasitaires.

C) Manifestations rénales

1° *Néphrite gravidique.* — L'organisme contient des poisons spéciaux qui lèsent le rein chargé de les éliminer. La néphrite gravidique avec albuminurie est constituée, le tout n'est qu'un symptôme de l'auto-intoxcation gravidique. On a noté des accès éclamptiques éclatant sans albuminurie et ils seraient d'après les auteurs beaucoup plus graves.

Une variété d'anémie pernicieuse au cours de la grossesse a été décrite, elle serait, elle aussi, due aux lésions rénales.

2° *Œdèmes.* — Ils peuvent être d'origine mécanique dans la partie inférieure du corps. Si on les constate au visage ou aux membres supérieurs, il faut penser à la toxhémie gravidique.

3° *Modification dans la composition des urines.* — Il peut ne pas y avoir d'albumine, généralement, il y en a en grande quantité. Les urines peuvent être de couleur foncée, noire ou rouge. L'urée diminue, et on constate la présence de beaucoup de sels biliaires. Le rapport azoturique entre l'azote de l'urée et l'azote urinaire total qui varie entre 84 et 90 tombe au-dessous de 80. Il y a insuffisance hépatique.

L'acide urique augmente beaucoup, on trouve de la leucine, de la tyrosine, enfin les urines sont hypo-acides.

D) Manifestations nerveuses

Elles consistent dans les troubles de la mémoire, les vertiges, l'excitation, l'insomnie, les hémorragies méningées et ventriculaires avec ictus, enfin les crises convulsives ou éclampsie proprement dite.

Tels sont dans leur ensemble, les symptômes de l'auto-intoxication gravidique et il n'en est pas un qui ne puisse précéder et par conséquent faire prévoir les accès convulsifs.

Le changement de caractère, la fatigue générale, la céphalée frontale, les vertiges, l'insomnie, la perte de la mémoire, la somnolence dans la journée, les troubles oculaires, la douleur épigastrique, les troubles digestifs devront attirer sérieusement l'attention du médecin. Il devra se rappeler que le petit brightisme existe parfois sans albuminurie; il trouvera alors le doigt mort, les épistaxis, l'œdème, la pollakyurie, les crampes, etc. Si l'albumine venait à augmenter brusquement avec des urines noires coïncidant avec l'aggravation des autres symptômes et l'élévation de la pression sanguine, l'éclampsie convulsive est proche et dès ce moment le traitement peut arriver trop tard.

La thérapeutique est la même que celle décrite pour l'éclampsie, émission sanguine (saignée, ventouses scarifiées sur les reins, sangsues), purgation, lavement, bains tièdes, régime hydrique ou lacté.

Nous insisterons sur l'émission sanguine, obtenue dans les observations qui vont suivre par des sangsues au niveau des reins, à cause de la répugnance des malades à se laisser saigner. Il est d'ailleurs à remarquer que l'on obtient par ce moyen une saignée locale et générale, à cause de la quantité de sang perdue en le laissant couler.

Observation I

(recueillie par le docteur Druesne, *père,* janvier 1911)

Mme D. B..., 28 ans, n'a jamais été malade et a eu un premier enfant bien portant. La grossesse actuelle a suivi son cours normal jusques vers le septième mois. A ce moment la malade se met à manger énormément et prend de l'embonpoint. Vers la fin du neuvième mois, elle se décide à faire appeler un médecin. Elle présente à ce moment un œdème considérable et généralisé. L'interrogatoire apprend qu'elle a des maux de tête tenaces, des troubles visuels très accentués. Les fourmillements sont fréquents dans les membres inférieurs et les doigts. Il y a de plus une perte de mémoire accompagnée d'un peu d'hébétude. Elle ne peut reposer la nuit et présente des crampes fréquentes dans les membres inférieurs. Le sommeil est irrégulier et accompagné de cauchemars.

Elle urine très peu, à peine deux tiers de litre par 24 h. L'urine est couleur brun acajou, et l'analyse à l'Esbach y dénote 3 grammes d'albumine par litre.

La malade est immédiatement mise au repos au lit, au régime lacté léger (1 litre de lait coupé d'eau d'Evian), par jour, et purgée. Le deuxième jour du traitement la situation ne s'étant pas améliorée on lui met 8 sangsues de chaque côté au niveau des reins, soit 16 en tout. On laisse couler ensuite le sang pendant très longtemps, la quantité ainsi soustraite peut être évaluée à environ 600 grammes.

Dès le lendemain, on a un litre et demi d'urine, la malade a dormi la nuit. Les jours suivants l'œdème tend à disparaître et les autres symptômes diminuent. Cinq jours après l'accouchement a lieu sans accident, l'enfant pèse 3 kgrs 250 grammes. L'albumine tend à disparaître des urines.

La malade est encore maintenue au régime pendant ses suites de couches. On lui permet lait et légumes sans sel. La guérison est ainsi définitive sans aucun accident.

Observation II

(recueillie par le docteur Druesne, *père,* février 1911)

Mme L..., 27 ans, a eu une première grossesse absolument normale. Elle n'a aucun antécédent particulier. Vers le milieu du huitième mois de la grossesse actuelle, l'examen des urines pratiqué ne dénote pas d'albumine. Quinze jours après la malade fait appeler le médecin. Elle présente un œdème très accentué, vomit et se plaint d'une vive douleur épigastrique. Elle a des crampes dans les membres inférieurs et des fourmillements dans les doigts. La face est bouffie et les paupières gonflées. Elle ne se plaint d'aucun trouble visuel, n'a pas de maux de tête ni de perte de mémoire. Le sommeil est agité. Les urines sont très peu abondantes, un demi-litre par jour; elles sont fortement colorées en jaune foncé et contiennent 4 grammes d'albumine par litre.

La malade est immédiatement mise au repos au lit et purgée. On lui prescrit comme alimentation du lait coupé d'eau de Vichy. Le lendemain, elle n'a pas uriné, on lui met six sangsues de chaque côté au niveau des reins. On laisse couler le sang plusieurs heures, la quantité perdue peut être évaluée à environ 500 grammes. Dès le lendemain, les urines montent à 2 litres, mais l'œdème n'a pas diminué et ne commence à disparaître que le lendemain.

L'accouchement a lieu spontanément quatre jours après à 8 mois et demi de la grossesse. L'enfant est vivant, pèse 2 kgrs, mais il paraît profondément intoxiqué et débile.

Les suites de couches sont normales, la mère est maintenue au régime lacté, les urines sont abondantes et l'œdème disparaît graduellement. L'enfant paraît mieux portant et a gagné 80 grammes six jours après.

CHAPITRE II

CRITIQUE DES OBSERVATIONS. — CONCLUSION.

Les observations de ce genre ne manquent pas, et nous allons en présenter où le régime seul a été impuissant à prévenir les crises éclamptiques parce que trop lent dans son action. Notre observation V de crises éclamptiques en est un exemple; elle entre à la Maternité pour douleurs lombaires et épigastriques; on la purge et on la met au régime. Le lendemain elle a des crises éclamptiques.

Le régime peut même être impuissant après une plus longue durée d'application. Lepage a observé une femme dont l'histoire clinique vaut d'être rapportée.

Fille d'un père diabétique et d'une mère morte albuminurique, cette femme présenta en 1888 des accès d'éclampsie graves au cours d'une première grossesse. L'enfant succomba.

Redevenue enceinte au commencement de l'année 1891, elle ne tarda pas à présenter une albuminurie qui devient assez intense vers le sixième mois de la grossesse. Cette albuminurie persista et même augmenta malgré le régime lacté. LEPAGE fut consulté par le confrère qui la soignait, au point de vue de l'indication de l'accouchement prématuré. La femme étant enceinte de huit mois, il semblait y avoir, dit-il, intérêt pour la mère et pour l'enfant à provoquer l'accouchement.

Rendez-vous fut pris pour examiner la femme un dimanche et pour aviser ensuite. Le vendredi précédent elle fut brusquement prise de crises éclamptiques. On provoqua l'accouchement qui amena un fœtus de 1.200 grammes qui mourut de suite. La femme eut encore un accès et guérit.

Ainsi, ici le régime lacté appliqué pendant deux mois n'a pu prévenir la crise éclamptique. En eut-il été de même si on avait saigné, il est difficile de le savoir. On peut penser que saignée et régime réunis eussent été plus puissants à cause de l'intensité de l'action des émissions sanguines.

MM. MACÉ et GAILLARD présentent, en 1906, à la Société d'Obstétrique de Paris, une observation où la saignée leur a rendu service dans un cas presque désespéré, car l'éclampsisme s'était compliqué chez elle d'une hémorragie méningée.

Il s'agit d'une femme amenée à la Maternité dans le coma sans avoir eu de crise convulsive. Les urines contiennent de l'albumine. La femme présente un œdème généralisé, une hémiplégie droite totale et le signe de BABINSKI. On lui fait une saignée de 1.100

grammes. La ponction lombaire ramène un liquide sous forte pression teinté en rouge vif.

Deux jours après l'entrée, la malade n'a plus d'albumine, le coma diminue, la malade répond. Elle a perdu connaissance brusquement sans avoir eu de crises convulsives. Le 14 juillet, cinq jours après son entrée, elle accouche d'un fœtus mort et macéré.

Elle sort guérie de sa paralysie, huit jours après.

Les auteurs croient devoir à la saignée une grande partie du succès dans le résultat obtenu.

Les observations d'éclamptiques traitées par la saignée présentées par M. le Professeur Potocki indiquent deux cas d'éclampsisme. La guérison a été complète et rapide et l'accouchement est survenu sans autres ennuis.

En somme, dans l'éclampsisme, l'émission sanguine paraît donner d'excellents résultats. Si l'application de sangsues de nos observations n'est pas un procédé élégant, ce que nous ne contestons pas, il y a eu au moins le mérite de répondre à l'indication, c'est-à-dire de décongestionner localement les reins et de faire en même temps une saignée générale.

L'éclampsisme n'est pas une affection à dédaigner et sa gravité mérite bien les ennuis d'une petite perte de sang. En effet, manifestation de l'auto-intoxication gravidique, elle laisse planer sur la tête de la malade la menace d'accès éclamptiques imminents, sans compter que par elle-même, elle peut causer des lésions irréparables dans l'organisme. Le foie, les reins sont gravement lésés, sans compter les hémorragies méningées et ventriculaires mortelles.

L'émission sanguine attaquant l'éclampsisme permet d'éviter l'éclampsie dont elle est par le fait même le traitement préventif et curatif.

CONCLUSION GÉNÉRALE

Somme toute, dans l'étude de la cause des accès éclamptiques et de l'éclampsisme on trouve trois indications à remplir dans le traitement.

1° Désintoxiquer l'organisme;

2° Abaisser la pression sanguine;

3° Rétablir la diurèse et le fonctionnement hépatique.

Or, la saignée :

1° Enlève les toxines;

2° Abaisse la tension sanguine;

3° Rétablit la diurèse.

La clinique nous fournit des statistiques qui dénotent une mortalité très faible chez les éclamptiques et pré-éclamptiques saignées. Ce qui montre l'intérêt qu'il y a à produire une émission sanguine dès la période de pré-éclampsie.

La saignée ne gêne pas le traitement obstétrical qui doit d'ailleurs être aussi modéré que possible, car l'éclamptique accouche normalement et vite.

Le traitement ainsi conçu ne débilite pas la malade et ne favorise pas l'infection.

INDEX BIBLIOGRAPHIQUE

AMBARD. — Thèse de Paris, 1905.

AUBURTIN. — Thèse de Paris, 1906.

BAILLY. — Eclampsie (*Dictionnaire* de JACCOUD), T. XII, 1872.

BURNIER. — Les théories pathogéniques de la toxhémie gravidique (*La Clinique*, janv. 1911).

BALLERINI. — I valori chimici e fisico chimici del siero li sangue nella eclampsia et nel albuminuria grave loro raporti con alcuni dati prognostici et therapeutici della malattia (*Annali di obstetricia et gynecologia*, avril, 1910).

BOISSARD Al. — Société d'obstétrique de Paris, 19 mars 1910. Eclampsie pendant le travail. Saignée. Guérison.

BOISSARD Al. — Le pronostic chez les éclamptiques (*Journ. des Praticiens*, 1er avril 1911).

BOUFFE DE ST-BLAISE. — Lésions anatomiques dans l'éclampsie puerpérale (Thèse de Paris, 1891).

BOUFFE DE SAINT-BLAISE. — Pathologie de la grossesse (*Nouvelle pratique médico-chirurgicale*, 1911).

BOUCHARD. — Leçons sur l'auto-intoxication (Paris, 1887).

BEN-SALAH, MOUSSA KASSEM CHERIF. — Contribution à l'étude du traitement médical de l'éclampsie puerpérale (Thèse, Montpellier, 1909).

Braun. — Essai sur l'éclampsie (*Revue étrangère médico-chirurgicale*, 1838).

Cazeaux. — Traité d'accouchements (Revu par Tarnier).

Cier. — Mort chez les femmes éclamptiques et leurs enfants (Thèse, Paris, 1907).

Chaussier. — Considérations sur les convulsions qui attaquent les femmes enceintes (Paris, 1824).

Chirié (J.-L.). — Hypertension artérielle et accès éclamptiques (Thèse, Paris, 1907).

Carbonnel. — Traitement de l'éclampsie puerpérale à la Maternité (Thèse, Paris, 1909).

Chirié et André Mayer. — Production expérimentale de crises éclamptiques par ligature temporaire des deux veines rénales (*Société d'obstétrique de Paris*, février, mars et mai 1907).

Cahen. — Sur l'éclampsie puerpérale (Thèse, Paris, 1846).

Combemale et Bué. — *Société de Biologie*, 1892. T. IV, p. 244.

Daunay (M.-R.). — Modifications de l'urine dans un cas d'éclampsisme (*Société d'obstétrique*, Paris, juillet, 1908).

Desnoues. — Mort soudaine par hémorragie ventriculaire chez une femme en état d'éclampsisme.

Depaul. — Académie de Médecine (3 janvier 1854).

De Soyre. — De l'éclampsie puerpérale (Thèse, Paris, 1862.)

Dwyer. — Saignée dans l'éclampsie (*New-York méd. j.*, 5 janv. 1895).

Essen Möller. — Bidrag till fragann om eclampsien behandling (*Hygia festband*, 1909).

Fieux. — Congrès de Gynécologie, Obstétrique et Pédiâtrie. (Toulouse, 1910).

François (B.). — Saignée dans les accidents prééclamptiques et au cours des accès éclamptiques (Thèse, Paris, 1910).

Frerichs (F.-Th.). — Brigth'sche Nierenkrankheit (*Braunschweig*, 1851).

Gibson. — Eclampsie puerpérale sans symptômes rénaux. Saignée. Guérison (*Lancet*, 24 oct. 1896).

Gill y Corrono. — Traitement et pathogénie de l'éclampsie. (*Académie des sciences médicales de Bilbao*, févr. 1909).

Graf et Landsteiner. — Versuche uber die Giftigkeit des Blutserums bei Eklampsie (*Centralblatt. f. Gynok.*, 1909, n° 4).

Goubert (I.). — Traitement de l'éclampsie à la Clinique Obstétricale de Lyon (Thèse, Lyon, 1900).

Horand. — De la supériorité du chloroforme sur les saignées dans l'éclampsie (Thèse, Lyon, 1860).

Hergott. — *Ann. de gyn.*, 1893, XXXIX.

Ingerslew. — *Zeitschr. f. Geb. und Gyn.*, VI, 1881.

Jaccoud. — Leçons de Clinique médicale.

Lachapelle. — Eclampsie et convulsions puerpérales (*Pratique des accouchements*, 1825, T. III).

Mascarel. — Mémoire sur les convulsions des femmes enceintes (*Bulletin de l'Acad. de Méd.*, t. XVIII, 1852).

Maugeirest. — Etude critique sur la nature et le traitement de l'éclampsie puerpérale (Thèse, Paris, 1867).

Macé et Gaillard. — *Société d'Obstétrique de Paris* (15 novembre 1906).

Mohr et Freund. — Exp. Beit. zur Path. der Eclampsie. (*Berlin Klinisch. Wosch.*, 1908, p. 1793).

Moussu. — *Soc. de Biol.*, juin 1903.

MAURY. — Traitement de l'éclampsie puerpérale (Thèse, Paris, 1903).

NUBIOLA (Barcelone). — Du traitement antitoxique de l'éclampsie (XVIe Congrès international de médecine, à Budapest, en 1909).

OUI. — Traitement de l'éclampsie puerpérale (*Echo médical du Nord*, 1897, 16 mai).

PINARD. — *Bull. acad. de Médecine*, 1910, p. 536.

PARIS (H.). — Contribution à l'étude du traitement des accès d'éclampsie (Thèse, Paris, 1901).

POZZO DI BORGO. — Contribution au traitement de l'éclampsie (Thèse, Montpellier, 1902).

PORAK. — Société d'Obstétrique de France, avril 1893.

PAJOT. — Cours d'Accouchements.

RIBEMONT, DESSAIGNE et LEPAGE. — Précis d'Obstétrique.

RAYER. — Traité des maladies des reins. Paris, 1839.

RIVIÈRE. — Pathologie et traitement de l'éclampsie (Thèse, Paris, 1888).

ROGER. — Action du foie sur les poisons (Thèse, Paris, 1887).

SECHEYRON. — Note sur un cas d'éclampsie. Saignée, accouchement accéléré. Mort. (*Société d'Obstétrique de Toulouse*, 4 Novembre 1909).

SARATOFF. — Thèse, Paris, 1897.

SCHMITT. — Contribution à l'étude du traitement obstétrical de l'éclampsie (Thèse, Nantes, 1900).

STERN et BURNIER. — Diagnostic et traitement de l'éclampsie puerpérale (*Gaz. des hôp.*, 1908, nos 25 et 28).

SCAUZONI. — Fortsetzung der Klin. Vorträge über specielle Pathologie und Therapie der Krankheiten des weiblichen Geschlechtes von Kiwisch (Prague, 1855).

TARNIER et CHAMBRELENT. — Société de Biologie, 1892, IV, p. 179.

69

VRIEZE (DE). — L'éclampsie à la Clinique universitaire d'Amsterdam (Thèse de BUSSY, édit., Amsterdam 1909).

VAN DER HŒVEN. — Thèse de Leyde, 1906.

VAQUEZ et NOBÉCOURT. — *Soc. méd. des hôp.*, 1897, p. 187.

VAQUEZ. — *Société méd.*, 1907.

VAN DER VELDE. — Frommels Jahresbericht, p. 751, 1897.

WIEGER. — Recherches critiques sur l'éclampsie urémique (*Gaz. méd. de Strasbourg*, nos 6 et 12, 1854).

WINCKEL. — Lehrbuch der Geburtshülfe, 1893.

WINKLER. — *Virchows Archiv.*, 1898, p. 187.

ZWEIFEL. — Traitement de cent vingt-neuf cas d'éclampsie (*Centralblatt. f. Gyn.*, 1895).

LILLE. — IMPRIMERIE LE BIGOT FRÈRES

www.ingramcontent.com/pod-product-compliance
Ingram Content Group UK Ltd.
Pitfield, Milton Keynes, MK11 3LW, UK
UKHW021009200726
13857UKWH00004B/1361